Les Chakras

Une Méthode Simple Pour Guérir

Et Equilibrer Vos Chakras

Au Travers De 7 Méditations Guidées

Linda Heck

ISBN : 9798657203578

Table des matières

INTRODUCTION

Tout d'abord, permettez-moi de vous féliciter et de vous remercier d'avoir acheté ce livre parmi tous ceux existants ! Je l'ai voulu très pratique et facilement utilisable par tous. J'espère qu'il répondra à vos attentes.

Nous verrons ensemble dans cet ouvrage ce que sont les chakras, quels sont les sept chakras principaux, en quoi ils sont importants et comment les équilibrer. Travailler en ce sens vous permettra entre autres :

- De vous rapprocher du Soi supérieur

- D'être plus éclairé au quotidien

- De développer votre intuition

- De vous relier à votre énergie sacrée

- De vous sentir plus ouvert dans votre vie de tous les jours

- De voir avec l'œil de l'esprit

- D'élargir votre conscience

En réalité, les bénéfices de l'ouverture et de l'équilibrage des chakras sont bien supérieurs car cela influe à tous les niveaux de votre être et de votre vie.

Au-delà de la partie théorique, importante pour comprendre et connaître votre anatomie sacrée, vous trouverez à la fin de chaque chapitre une méditation guidée qui vous permettra de vous accorder consciemment à l'énergie de vos chakras. La méditation comporte de nombreux avantages, reconnus aujourd'hui scientifiquement et intégrés à divers programmes de santé, y compris dans certains hôpitaux. La méditation augmente notamment la clarté mentale ainsi que les niveaux de confiance en soi et de bien-être, toutes choses concourant au sentiment de bonheur.

Vous êtes prêt ? Alors entrons sans plus attendre dans le vif du sujet.

Chapitre 1 : Les chakras

Cela fait déjà plusieurs décennies que le mot *chakra* est arrivé en occident et peut-être en avez-vous déjà entendu parler. Peut-être même avez-vous déjà travaillé dessus. Si tel est le cas, ce chapitre constituera pour vous un rappel. Si au contraire ce mot n'évoque rien pour vous, s'il est entouré d'un halo de mystère, alors vous apprendrez ce qu'il faut savoir à ce sujet.

Une bonne compréhension de ce que sont les chakras est importante pour mieux appréhender leur importance dans votre vie. De nombreuses personnes se concentrent uniquement sur leur santé physique, ce qui est important, mais elles négligent leur santé énergétique et spirituelle, ce qui est dommage.

Ce que sont les chakras

Le mot *chakra* vient du sanskrit et peut être traduit par *roue* ou *disque*. La plupart des gens ont entendu parler des sept principaux chakras mais nous en possédons en réalité beaucoup plus, 114 pour être précis, autant de sources d'énergie pour nos différents corps. L'énergie est variée et arrive de partout ! Mais il n'est pas nécessaire de tous les connaître.

Connaître les sept principaux chakras est suffisant pour améliorer notre santé physique, énergétique, émotionnelle et mentale. Ces sept chakras principaux sont situés le long de la colonne vertébrale à des endroits stratégiques, influençant nos organes physiques, notre système nerveux et notre psychologie. Le travail sur ces chakras centraux consiste à les maintenir ouverts, harmonieux, sains et équilibrés en permanence et en toutes circonstances.

L'équilibre hormonal

Posséder un ou plusieurs chakras déséquilibrés engendre toutes sortes de problèmes physiques, notamment au niveau hormonal, en affectant le système endocrinien, qui peut être défini comme un ensemble de glandes et de cellules fabriquant des hormones et les libérant dans le sang. Les principales glandes sont les suivantes :

- Hypothalamus

- Hypophyse

- Surrénale

- Thyroïde

- Ovaire ou testicule

- Parathyroïde

- Thymus

- Pancréas

- Glande pinéale

Les hormones quant à elles sont des substances naturelles. Elles agissent comme des messagers chimiques entre les différentes parties du corps. Les hormones contrôlent de nombreuses fonctions dans le corps comme la croissance, la reproduction, la fonction sexuelle, le sommeil, la faim, l'humeur et le métabolisme. Il est très important de posséder un bon équilibre hormonal et donc des chakras ouverts et bien équilibrés.

De quoi sont composés les chakras ?

Un chakra n'est pas une roue vide. Il est plein d'une énergie appelée *prana.* On peut dire que le prana est le souffle divin, l'énergie cosmique qui imprègne toutes les couches de la création. Il relie toutes choses, y compris notre âme, avec les mondes subtils. Le prana est donc une énergie et une force vitale. Comme toute énergie, il est important que celle-ci soit nourrie et entretenue correctement en nous.

Le prana est une énergie infinie et inépuisable en elle-même mais nous devons faire attention à ne pas la gaspiller et la respecter pour y avoir accès et ne pas obstruer son écoulement en nous, ce qui peut entrainer toutes sortes de maladies et de désagréments. Pour cela, nous devons simplement l'entretenir par des exercices réguliers, tout comme l'exercice physique vous permet d'entretenir vos muscles et votre énergie physique. La bonne circulation du prana en vous vous maintient en bonne santé et, au niveau spirituel, vous permet d'être connecté à l'Univers, pleinement éveillé et en harmonie avec ce qui est.

Les interactions entre les différents chakras

Les sept chakras principaux sont donc situés au centre du corps, alignés le long de la colonne vertébrale à différents points stratégiques, les mêmes chez chaque être humain. Ils vont du chakra racine, à la base de la colonne vertébrale, jusqu'au chakra de la couronne au sommet du crâne. Lorsqu'ils sont bien alignés et éveillés, le prana circule correctement de bas en haut et peut conduire, outre une amélioration de la santé, à la purification du corps et de l'esprit et parfois à l'illumination. Il est même possible de constater un meilleur alignement de la colonne vertébrale au niveau physique.

L'ouverture totale et complète des chakras est un travail de longue haleine. Certains maîtres et gourous, nombreux en Inde mais aussi présents dans d' autres partie du monde, consacrent toute leur vie au développement et à l'éveil des chakras. Fort heureusement, il n'est pas nécessaire de ne plus faire que cela pour atteindre un bon équilibre physique et psychologique. Si votre but est une simple amélioration de votre santé, de votre bien-être et de votre niveau énergétique, quelques exercices réguliers suffiront. Si vous voulez atteindre l'illumination et le développement complet de votre Être spirituel, le travail sera certes plus long et plus complexe, et il faudra que vous y consacriez davantage de temps et d'énergie.

Cela n'est pas impossible mais dépasse le simple cadre de cet ouvrage qui se veut pratique et immédiatement utilisable par tout un chacun. Il se destine principalement aux personnes ayant par ailleurs un travail, une famille, des occupations et des hobbies de toutes sortes et donc un agenda déjà bien chargé. Les maîtres spirituels consacrent toute leur vie à cela et ce n'est souvent que dans leurs vieux jours qu'ils obtiennent le développement complet de leurs chakras. Que cela ne vous décourage pas. Vous n'avez pas besoin d'en arriver là pour bénéficier des bienfaits d'un travail régulier sur les chakras.

Du point de vue de la cosmologie et de la spiritualité hindoues, toutes choses arrivent quant elles doivent arriver au cours des différents cycles de réincarnation. Vous aurez donc le temps de travailler au plein développement de vos chakras et de votre conscience supérieure au fil de vos incarnations successives et ce que vous faites en ce sens en cette vie n'est pas perdu. Rien n'est jamais perdu dans le domaine de la croissance spirituelle et de l'éveil de la conscience.

Le yoga des huit branches

On l'appelle aussi Ashtanga Yoga. Ces huit branches représentent différents aspects du yoga. Les voici :

Yama : il s'agit d'un ensemble de principes éthiques. Les Yamas nous guident sur la façon d'utiliser notre énergie. Ils sont au nombre de cinq :

- Ahimsa : Compassion et non-violence

- Satya : honnêteté, attachement à la vérité

- Asteya : détachement, ne pas voler

- Bramacharya : maîtrise de soi, ne pas disperser son énergie

- Aparigraha : non-agressivité, ne pas convoiter

Niyama : il s'agit d'un ensemble de règles de vie personnelles. Les Niyamas constituent un code de conduite qui nous aide à nous rapprocher de ce que nous sommes réellement. Ces règles sont également au nombre de cinq :

- Shaucha : la pureté, se garder physiquement propre

- Santosha : savoir se contenter de peu

- Tapas : la discipline ou ascèse

- Swadhyaya : l'étude de soi et des textes sacrés

- Ishvara pranidhana : l'abandon à Dieu, à la Nature, au Cosmos, à un principe supérieur

Ces deux premières branches concernent nos valeurs et notre style de vie.

Asanas : ce sont les postures physiques du yoga

Pranayama : science de la respiration

Pratyahara : retrait des sens

Ces trois branches nous permettent de travailler sur l'extérieur soit le corps, la respiration et les sens.

Dharana : attention, capacité à se libérer de toutes les distractions mentales

Dyana : méditation fréquente

Samadhi : état d'unité, de bien être absolu, de compréhension cosmique. Intégration complète avec l'univers

Ces trois dernières branches sont naturellement liées, l'attention menant à la méditation et la méditation pouvant mener au sentiment d'unité et à la conscience de l'absolu.

La première branche, Yama, fait explicitement référence à la non-violence. Cela signifie que pour purifier l'esprit, l'adoption d'un régime excluant l'exploitation et la souffrance animales est nécessaire.

L'alimentation saine - le végétarisme

Mener une vie saine aide grandement à l'éveil des chakras. Pour beaucoup, cela passe par une modification des comportements alimentaires et l'adoption d'un régime végétarien ou végétalien. Un tel régime permet non seulement de se purifier mais signale également une prise de conscience de la souffrance animale et le désir de non-violence envers chaque créature. Ainsi, la purification se fait non seulement au niveau physique, la viande étant source de toxines, mais également au niveau énergétique, sur les chakras.

L'adoption d'un tel régime, bien que non obligatoire, vous aidera grandement à progresser spirituellement en plus de contribuer à votre santé. De même, limiter autant que possible, voire supprimer l'alcool, le tabac, les aliments transformés et autres produits chimiques est indispensable à un certain point pour progresser sur la voie de l'éveil. Vous n'êtes pas obligé de tout changer en un jour. L'important est de commencer. Faites les choses à votre rythme.

C'est une façon simple de commencer à aborder le yoga des huit branches et de purifier vos chakras. En vivant une vie alignée avec les buts de votre Soi supérieur, vous accélérerez votre développement spirituel et l'éveil de vos chakras. Pour de plus amples informations à ce sujet, vous pouvez consulter le Yoga-sutras de Patanjali.

Chapitre 2 : Le chakra racine

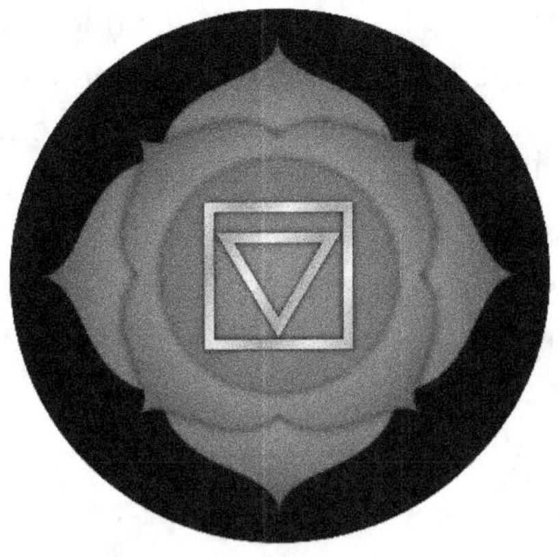

Nous avons vu brièvement ce qu'était le système des chakras et leur importance dans notre vie. Maintenant que vous avez une compréhension de base de ce que sont les chakras, de la façon dont ils interagissent les uns avec les autres et des raisons pour lesquelles leur équilibre est important pour la santé de votre corps, nous allons à présent porter notre attention sur le premier des sept chakras. Il s'agit du chakra racine. Après avoir lu ce chapitre, vous aurez la pleine compréhension non seulement de ce qu'est le chakra racine, mais aussi de la façon dont vous pouvez l'activer et l'équilibrer.

Nous verrons également les couleurs en lien avec ce chakra. Enfin, je vous proposerai une méditation dirigée pour éveiller ce chakra et en libérer l'énergie.

Informations de base concernant le chakra racine

Le premier chakra, ou chakra racine, est également appelé Muladhara chakra en sanskrit. Ce centre d'énergie est situé à la base de la colonne vertébrale, au niveau du périnée, dont il englobe les trois premières vertèbres.

Ce chakra est associé à la stabilité, au soutien, au sentiment de sécurité. En d'autres termes, l'énergie contenue dans ce chakra est liée à votre sentiment de sécurité dans le monde. C'est la base à partir de laquelle vous agissez. Quand ce besoin de sécurité au quotidien est assouvi, par exemple quand vous avez un toit sur la tête, un endroit où vivre, un accès à l'eau pure et à l'alimentation, l'énergie liée à ce chakra est saine. Tout ce qui peut vous stabiliser et favorise votre confiance en la vie, ce qui augmente votre capacité à être heureux et diminue vos peurs favorise l'énergie liée à ce chakra.

Ce chakra de base est associé à l'élément terre, à ce qui vous relie au monde physique ainsi qu'à l'énergie des autres. Il faut signaler que même si vos besoins fondamentaux sont actuellement satisfaits, l'énergie stockée dans votre chakra racine correspond à celle emmagasinée dans votre corps depuis votre naissance. Si par exemple, lorsque vous étiez enfant, vous vous sentiez souvent effrayé, sans protection émotionnelle ou en danger, des résidus de ce type d'énergie circulent probablement encore dans votre chakra racine.

L'énergie du chakra racine est fortement liée aux expériences que vous avez faites durant votre enfance, quand bien même vous avez le sentiment de contrôler votre vie aujourd'hui. Par exemple, si vos parents vous ont prodigué attention et sécurité, si vous vous sentiez protégé, l'énergie de ce chakra sera saine. Malheureusement, il en va de même dans l'autre sens : si vos parents ne vous prodiguaient ni tendresse, ni attention, si vos besoins fondamentaux d'enfants - physiques, émotionnels ou psychologiques - n'étaient pas comblés, il y a de fortes chances que l'énergie de ce chakra ait besoin d'être équilibrée, qu'elle soit la source de blocages en vous et qu'il vous faille faire un travail particulier à ce niveau-là.

Le rouge, couleur du chakra Muladhara

Chaque chakra est non seulement représenté par une forme différente mais également par une couleur différente. Pour le chakra racine, cette couleur est le rouge vif. Cette couleur stimule l'oeil et est associée à la vie, à l'action, à la vivacité. Elle indique souvent qu'une aide est nécessaire. C'est par exemple la couleur du sang qui déborde de votre corps lorsque vous vous blessez et qui indique qu'une action urgente est nécessaire. C'est aussi la couleur de certains panneaux ou feux sur la route qui réclament votre attention sous peine d'accidents (ou d'amendes !). Ainsi, la couleur rouge du chakra racine indique son importance car c'est la base de tout le système. Si elle est impure, si l'énergie que le contient ce chakra est désordonnée et déséquilibrée, des changements doivent être faits, des mesures appropriées doivent être prises sans délai afin d'éviter des problèmes ultérieurs.

Le système endocrinien et le chakra racine

Au niveau du système endocrinien, le chakra racine est principalement associé aux glandes surrénales, qui contrôlent notamment l'adrénaline et le cortisol. Les hormones libérées lorsque cette glande est stimulée incluent celles qui sont sécrétées lorsque le corps active le système nerveux sympathique. Ce dernier est responsable des réactions de combat ou de fuite. Du point de vue physique aussi bien que de l'alignement énergétique des chakras, cela a du sens. Si l'énergie contenue dans le chakra racine n'est pas bien équilibrée, des sentiments associés à la peur ou à l'insécurité peuvent provoquer l'activation du système nerveux sympathique.

Les émotions et le chakra racine

Le rouge est également associé à la colère et à l'amour, bien que ces émotions semblent être à l'opposé l'une de l'autre. Lorsque ce chakra est équilibré, le sentiment d'amour envers les autres et le monde qui nous entoure prime. Lorsque ce chakra est déséquilibré, c'est souvent la colère qui domine les émotions et les pensées. Il est important de comprendre que la colère est toujours une émotion secondaire. Autrement dit, lorsque vous êtes en colère, il y a toujours une émotion sous-jacente qui se cache derrière. Lorsque le chakra racine est équilibré, vous devenez plus aimant, vous vous mettez moins en colère et êtes plus apte à exprimer sereinement les émotions qu'elle recouvre.

Symptômes d'un chakra racine déséquilibré

Voici une liste succincte vous permettant de déterminer si votre chakra racine a besoin d'un rééquilibrage. Si vous souffrez d'un ou plusieurs des symptômes suivants, vous devriez songer à travailler en ce sens :

- une anxiété excessive

- des cauchemars fréquents

- des problèmes de colon

- des problèmes de vessie

- des problèmes de prostate (chez les hommes)

- des douleurs aux pieds, au bas du dos ou aux jambes

Comment équilibrer le chakra racine

Comme pour chacun des chakras, la méditation est un excellent moyen d'équilibrer le chakra racine. C'est particulièrement vrai pour le chakra racine car la méditation assise dans la fameuse position du lotus enracine le corps et renforce l'énergie contenue dans ce chakra. D'autres pratiques sont également très bénéfiques pour équilibrer l'énergie de ce chakra, notamment :

- le Bandha yoga, qui consiste à activer consciemment des groupes musculaires afin de « verrouiller » l'énergie

- les exercices de Kegel, plus spécifiquement destinés à renforcer le muscle pubo-coccygien

- le chant

Méditation d'alignement du chakra racine

Durée de la méditation : 5 minutes

Prenez une position confortable. Vous pouvez pratiquer chez vous ou en pleine nature si vous en avez la possibilité. La méditation sur le chakra racine, relié à la Terre, n'en sera que plus efficace.

Détendez-vous progressivement en vous concentrant sur votre respiration. Prenez une longue inspiration par le nez, expirez lentement et complètement par la bouche. Faites cela plusieurs fois en étant simplement conscient de votre respiration. Laissez vos pensées ralentir sans vous attarder sur celles qui pourraient surgir.

Imaginez à présent une belle lumière rouge foncée, cramoisie à la base de votre colonne vertébrale, à l'emplacement du chakra racine. Essayez de ressentir la chaleur et la vibration que cette lumière rouge répand en vous.

Maintenant, prenez conscience que Dieu, l'Univers ou l'Energie cosmique primordiale vous aime d'un amour infini. Utilisez le terme qui vous convient, ne laissez pas les mots vous bloquer. Vous êtes en parfaite sécurité, maintenant et à chaque instant. Dieu vous aime et vous soutient en toutes circonstances. Vous êtes parfaitement à votre place ici et maintenant. Vous n'avez nul besoin d'être ailleurs qu'ici, ailleurs que dans le moment présent. Ressentez la paix et la sécurité d'être relié à l'Univers.

Ne perdez pas de vue cette belle lumière rouge qui rayonne au sein de votre chakra racine. Elle irradie à présent dans chaque organe, dans l'ensemble de votre corps. Vous pouvez sentir combien vous êtes relié à la Terre-mère, combien les fondations de votre Être se renforcent. Tout est parfait, chaque chose est à sa place, exactement là où elle doit être, telle qu'elle devrait être. Continuez à respirer lentement. Chaque inspiration augmente votre confiance en l'Univers. Chaque expiration chasse les doutes et les impuretés de votre chakra racine, de tout votre corps et de votre esprit.

Quand vous sentez que vous avez bien travaillé avec cette lumière divine, que vous en avez absorbé toute la merveilleuse énergie guérissante et rééquilibrante, remerciez-la pour le travail accompli et pour ses bienfaits. Doucement, reprenez contact avec votre corps physique puis ouvrez les yeux.

Chapitre 3 : Le chakra sacré

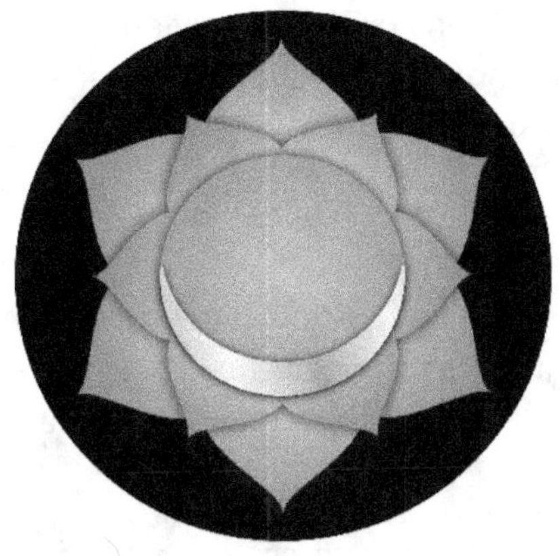

Le second chakra est aussi appelé chakra sacré. Maintenant que vous avez commencé à travailler pour équilibrer le chakra racine, il est temps de vous intéresser à ce chakra. Il vous sera plus facile de nettoyer énergiquement ce second chakra si vous l'avez fait avec le premier mais ce n'est pas indispensable non plus. Vous n'êtes pas obligé d'avoir totalement éveillé et purifié chaque chakra avant de passer au suivant. Je vous suggère plutôt de faire connaissance avec chacun d'entre eux dès que possible afin de ressentir les différents types d'énergies présents en vous et qui vous relient au cosmos. Toutefois, faites connaissance avec vos chakras dans l'ordre, en partant du bas vers le haut si possible car il y a un cheminement logique, une progression dans leur succession. Ils n'ont pas été placés dans cet ordre au hasard le long de la colonne vertébrale. Cela reflète la sagesse divine et il est bon d'en tenir compte.

Informations de base concernant le chakra sacré

Le deuxième chakra ou chakra sacré est appelé Svadishthana en sanskrit. Il est situé dans la région pelvienne, sur le ventre, 5 cm en dessous du nombril et au niveau des vertèbres lombaires. Il rayonne vers l'avant.

L'énergie de ce chakra est en lien avec le plaisir et la jouissance. Alors que le premier chakra correspond au besoin de sécurité, aux premiers besoins basiques, le deuxième chakra vient logiquement après, une fois que ces besoins primaires ont été satisfaits. C'est la recherche du plaisir, parmi lesquels le fait de manger, boire et dormir.

L'élément qui est associé à ce chakra est l'eau. La créativité, la conscience émotionnelle et notre rapport à l'intimité sont également associés à ce chakra. L'eau est représentative de la fluidité qui existe dans le chakra sacré. Vous devez être capable de vous libérer du mental pour que le prana présent dans ce chakra puisse s'écouler librement. Vous devez également prendre conscience de vos sentiments qui, parfois, ne sont pas rationnels. Si vous voulez éveiller et équilibrer ce chakra, il faut que vous appreniez à être à l'écoute de vos émotions et à savoir agir parfois en dehors des normes et des règles sociales.

Le orange, couleur de Svadisthana

Le chakra sacré est associé à la couleur orange, qui est le mélange du rouge et du jaune. Cette couleur est liée à la force, à la sagesse ainsi qu'au respect de notre corps et de notre esprit et de la façon dont nous les nourrissons. L'énergie de ce chakra nous permet de nous mettre à l'écoute de notre voix intérieure, de notre intuition. C'est la voix de Dieu, très différentes des pensées produites par le mental et qui nous maintient connecté au Grand Tout.

Le système lymphatique et le chakra sacré

Partie intégrante du bon fonctionnement du système immunitaire de l'organisme, le système lymphatique travaille avec le système circulatoire pour transporter le liquide lymphatique vers et depuis le cœur. Le liquide lymphatique est de couleur claire, ce qui explique aussi pourquoi le chakra sacré est associé à l'eau. Le liquide lymphatique est important pour votre système immunitaire car il transporte les globules blancs en son sein. En plus d'être associé au système lymphatique, le chakra sacré est également associé à la reproduction. L'énergie sensuelle que l'on trouve dans ce chakra est associée aux organes reproducteurs.

Les émotions et le chakra sacré

Le chakra sacré est l'épicentre de nos émotions. Ce chakra vous permet de ressentir émotionnellement le monde qui vous entoure et ouvre le corps à la jouissance des plaisirs quotidiens de la vie. Lorsque l'énergie du chakra sacré est bien équilibrée, vous êtes capable de sortir des sentiers battus et d'entretenir des relations positives avec votre corps énergétique, ce qui contribue aussi à votre santé mentale. Votre capacité à établir des relations avec les autres s'améliore et vous devenez plus créatif.

Symptômes d'un chakra sacré déséquilibré

Voici à présent quelques signes vous indiquant que vous avez besoin de travailler sur le chakra sacré :

- Vous vous attachez facilement aux autres, en particulier aux personnes qui peuvent vous procurer du plaisir

- Vous avez l'impression de ne pas vous connaître

- Vous n'êtes pas en phase avec vos émotions

- Vous êtes sexuellement hyperactif

- Vous êtes soumis à vos fantasmes et insatisfaits sexuellement

Le travail sur le chakra sacré consiste à trouver un équilibre dans la recherche des plaisirs du corps, à savoir en jouir sans tomber dans la dépendance, les excès ou l'attachement. Sans cet équilibre, vos relations peuvent être causes de souffrance et de débordements.

Comment équilibrer le chakra sacré

Le yoga, la danse et l'exercice physique sont d'excellents moyens d'équilibrer ce chakra. Les exercices de yoga qui ouvrent les hanches, en particulier, vont être utiles au chakra sacré, car ils ciblent la région pelvienne. Plus précisément, la posture de la guirlande (malasana), la posture du pigeon (eka pada kapotāsana) et la posture de la tête de vache (Gomukhâsana) sont toutes des postures de yoga ouvrant les hanches.

La danse spontanée, fluide et sans réflexion est une autre façon d'équilibrer l'énergie du chakra sacré. Enfin, l'exercice physique est également un moyen efficace d'équilibrer l'énergie du deuxième chakra en raison de la relation de ce chakra avec le système lymphatique.

Méditation du chakra sacré

Durée : 15 minutes

Cette méditation a pour but de vous reconnecter à votre moi créatif, émotionnel et sexuel.

Asseyez-vous confortablement et fermez les yeux. Commencez par vous détendre avec quelques respirations profondes. Inspirez lentement en comptant jusqu'à cinq et en laissant d'abord votre ventre se gonfler, puis votre poitrine pour que les poumons soient complètement remplis d'air. Retenez votre souffle en comptant jusqu'à cinq. Enfin, expirez lentement en comptant à nouveau jusqu'à cinq et en utilisant le diaphragme pour expulser l'air. Essayez de répartir également les trois phases d'inspiration, de rétention du souffle et d'expiration. Répétez ce cycle plusieurs fois en vous détendant un peu plus à chaque fois.

Vous pouvez maintenant laisser votre respiration revenir à son rythme naturel. Vous allez à présent procéder à un rapide balayage du corps et identifier les zones où vous ressentez des tensions. En commençant par le sommet du crâne, scannez mentalement chaque partie de votre corps, en descendant lentement vers les pieds et les orteils. Lorsque vous trouvez des zones de tension, prenez un moment et respirez calmement en vous concentrant sur cette zone. Expirez en relâchant la tension. Laissez cette zone se détendre au maximum. Ensuite, passez à la zone suivante. Vous êtes dans un état de relaxation complète.

Portez à présent toute votre attention sur le bas de votre abdomen, à l'emplacement du chakra sacré. Libérez votre conscience de toute distraction et de toute pensée pour ne plus vous focaliser que sur ce chakra, comme si rien d'autre n'importait et qu'il était votre seul centre d'intérêt.

Continuez à respirer calmement. À chaque inspiration, imaginez qu'une lumière orange vif pénètre dans votre chakra sacré. Cette lumière est si puissante qu'elle provoque un courant d'énergie circulaire dans ce chakra. Cette belle lumière orange tourbillonne magnifiquement dans le sens des aiguilles d'une montre. À chaque expiration, imaginez que vous libérez toute énergie qui n'est pas en harmonie avec le chakra sacré. N'essayez pas d'identifier consciemment l'énergie que vous libérez. Ayez comme seule intention de vous débarrasser de tout ce qui ne sert pas votre plus grand bien. Continuez ce processus pendant quelques minutes. Inspirez la lumière orange. Expirez ce qui ne vous sert plus.

Répétez calmement une ou plusieurs des affirmations suivantes durant quelques minutes ou aussi longtemps que vous en ressentez le besoin :

- Je communique clairement mes besoins, en jetant les bases de relations saines.

- Je fais l'expérience d'un échange juste et équitable d'énergie et d'amour dans toutes mes relations.

- Je me connecte avec moi-même en tant qu'être sexuel.

- Je me respecte et j'accepte les autres et moi-même, exactement comme ils sont.

- Je prends soin de ceux qui sont dans le besoin et j'accepte de l'aide quand je suis dans le besoin.

- Je suis libéré et capable d'exprimer mes émotions sans être dominateur.

- Je suis passionné et extraverti.

- J'exprime mes émotions et ma sexualité d'une manière saine et je ne me sens pas coupable de cela.

- J'utilise ma créativité pour exprimer mon individualité, qui est une expression divine du tout infini.

- Parce que je me connecte à mes véritables désirs sensuels, je ne me fie plus aux substituts artificiels du plaisir.

Quand vous avez terminé, voyez comment vous vous sentez. Certaines affirmations ont peut-être déclenché quelque chose en vous, d'autres non. L'objectif est de vous connecter pleinement à chacune de ces affirmations, car elles possèdent les qualités innées de notre Moi Divin. Vous pouvez accéder à n'importe lequel de ces traits par le biais de votre énergie sacrée.

A présent, imaginez une vague orange vif, qui commence dans le bas de votre abdomen et qui se transforme en une belle mer orange, qui devient de plus en plus grande à mesure que vous vous concentrez sur elle. Elle remplit maintenant tout votre abdomen, puis vos jambes, vos cuisses, vos bras, votre cou et enfin votre tête. Imaginez cette vague qui emporte avec elle toute l'énergie qui ne sert plus votre plus grand bien.

Pour finir, nous allons utiliser le chant et plus particulièrement un mantra. Il s'agit du son VAM. Prenez une profonde inspiration et, en expirant, chantez : VvvvvvAaaaaaMmmmmm…

Ressentez les vibrations que votre voix produit pendant que vous chantez. Faites cela trois fois.

Respirez profondément. Prenez un moment pour vous asseoir et observer comment vous vous sentez. Laissez lentement votre conscience revenir à votre corps et votre environnement immédiat. Lorsque vous êtes prêt, ouvrez les yeux.

Chapitre 4 : Le chakra du plexus solaire

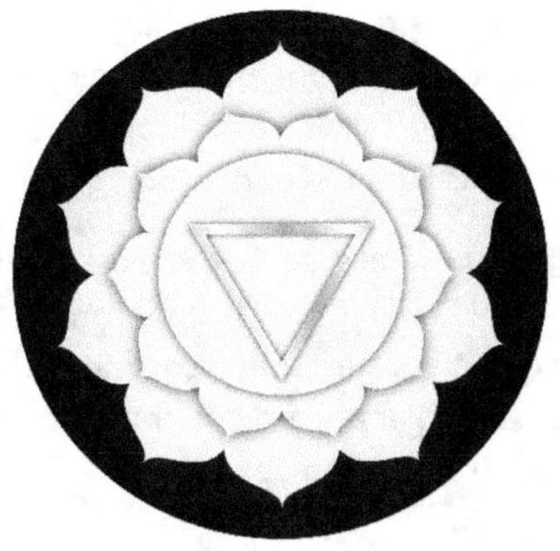

Passons à présent au chakra du plexus solaire, le troisième en partant du bas. Ce chakra est situé à la base du diaphragme. En sanskrit, il est également connu sous le nom de chakra Manipura. L'élément qui est associé au chakra Manipura est le feu. Le Prana, le souffle, se manifeste à partir du diaphragme et fournit au corps sa vitalité et sa capacité à exister. Certaines sources relient également le chakra du plexus solaire au soleil, à la chaleur ou à la lumière. L'énergie contenue dans le chakra du plexus solaire, lorsque celui-ci est en mouvement et réceptif, est capable d'attirer d'autres sources de prana. C'est également cette énergie qui nous permet de penser par nous-mêmes et de prendre véritablement le contrôle de notre vie.

Le jaune, couleur du chakra Manipura

Le jaune est la couleur du chakra Manipura. C'est la couleur qui part du centre du feu et qui projette sa lumière. Cela représente le mouvement vers l'extérieur de l'énergie contenue dans le chakra du plexus solaire. Lorsque ce chakra est en bonne santé, vous êtes confiant dans le fait de pouvoir obtenir ce que vous voulez du monde.

L'énergie de ce chakra se rapporte au Dharma. Ce terme recouvre plusieurs acceptions mais disons pour simplifier qu'il est lié à la destinée et à la mission de vie. En développant le chakra du plexus solaire vous serez plus à même d'identifier cette mission.

Outre le feu, le jaune est bien sûr associé au soleil, l'astre central de notre galaxie et la source de la lumière et de la chaleur sur notre planète et qui, d'une certaine façon, nourrit énergiquement chaque créature. Ainsi, l'énergie de ce chakra représente la force et la volonté qui se trouvent en vous.

Le système digestif et le chakra du plexus solaire

En plus du diaphragme, le chakra du plexus solaire est également lié aux organes du système digestif, notamment du pancréas, du foie et de l'estomac. Pour cette raison, pour maintenir votre chakra du plexus solaire en bonne santé vous devez développer de bonnes habitudes alimentaires.

Quelques règles simples telles que ne pas trop manger, éviter l'alcool, les boissons sucrées et les aliments dénaturés suffisent pour commencer. Vous pouvez également boire une tasse d'eau bien chaude tous les matins pour purifier votre corps.

Les émotions et le chakra du plexus solaire

Équilibrer l'énergie du chakra du plexus solaire augmente votre capacité à vous auto-discipliner et à renforcer vos convictions. De plus, l'ego devient plus humble parce qu'il n'a pas besoin de reconnaissance extérieure pour se sentir validé. Lorsque l'ego diminue, le sentiment de lien avec l'univers augmente.

Symptômes d'un chakra du plexus solaire déséquilibré

Si vous présentez un ou plusieurs des signes suivants, il est probable que l'énergie de votre plexus solaire doit être équilibrée :

- Vous voulez tout contrôler et vous êtes frustré quand ce n'est pas le cas.

- Vous ne parvenez pas à réaliser vos objectifs ni vos rêves.

- Vous pouvez être manipulateur et tromper les autres pour parvenir à vos fins.

En revanche, si votre chakra du plexus solaire est bien équilibré, vous serez plus enclin à accepter que les choses ne se passent pas toujours comme prévues (par vous !) ou à laisser quelqu'un d'autre contrôler la situation.

Comment équilibrer le chakra du plexus solaire

Le 3e chakra est étroitement lié à la respiration et au diaphragme et il est possible de l'équilibrer par ce biais. Pour ce faire, asseyez-vous dans une position confortable puis commencez à inspirer profondément par le nez. Expirez, toujours par le nez, en dirigeant votre souffle vers la partie inférieure de votre abdomen. Essayez de pousser votre abdomen vers le bas, en direction du sacrum. Augmentez progressivement le rythme de votre respiration en vous concentrant toujours sur votre abdomen afin de le vivifier et de réveiller l'énergie du chakra Manipura.

Vous pouvez également utiliser le yoga, en particulier la posture du bateau (Navasana) et la demi-posture du seigneur des poissons (Matsyendrasana).

Ces deux postures ont pour but d'éveiller le feu sacré au niveau du plexus solaire.

Le mantra RAM est aussi associé à ce chakra. Chantez-le à la fin de votre séance de méditation ou de respiration.

Vous pouvez également utiliser l'énergie des cristaux, notamment ceux de couleur jaune telles que l'Aventurine jaune, la Fluorine jaune, la Septaria ou encore la Topaze dorée impériale.

Toutes les sources de lumière jaunes ou dorées sont liées à l'illumination et sont bénéfiques à l'équilibre de ce chakra.

Méditation du chakra du plexus solaire

Durée de la méditation : 10 minutes

Cette méditation a pour but d'augmenter votre confiance en vous et en vos capacités à gérer votre vie

Commencez par trouver une position confortable et fermez les yeux. Inspirez lentement, en laissant votre ventre se gonfler, puis votre poitrine, et en veillant à remplir complètement vos poumons d'air. Utilisez à nouveau la technique des 5 secondes : inspirez, retenez votre souffle et expirez en comptant jusqu'à 5. Faites cela plusieurs fois jusqu'à être pleinement détendu.

Reprenez votre respiration naturelle et scanner votre corps de haut en bas pour vérifier qu'il ne reste pas de tension. Si c'est le cas, respirez doucement avec l'intention de l'évacuer de votre corps. Laissez de même passer vos pensées sans vous y attarder.

A présent, dirigez votre attention vers votre plexus solaire. Inspirez en imaginant que vous absorbez une lumière dorée qui vient se concentrer au niveau du plexus solaire. Sentez son énergie vibrer et tourbillonner en vous. En expirant, imaginez que toutes les énergies négatives qui bloquent ce chakra vous quittent. Faites cela plusieurs fois jusqu'à sentir que tout votre corps est plein de cette belle lumière dorée. Imaginez un feu sacré qui vient pénétrer chacune de vos cellules et qui circule sans efforts dans tout votre corps.

A présent, vous ne faites plus qu'un avec le chakra du plexus solaire et vous pouvez travailler efficacement avec des affirmations en lien avec les qualités de ce chakra, par exemple :

- J'ai confiance dans la valeur que j'apporte aux autres.

- Je comprends les situations telles qu'elles sont réellement.

- Je ne ressens pas le besoin de contrôler les autres, car je sais que la seule chose sur laquelle j'ai un réel contrôle est ma réaction au monde qui m'entoure.

- Je nourris mon intellect et ma soif de connaissances en lisant, en écoutant les autres et en expérimentant de nouvelles choses chaque jour.

- Je sais quand consulter les autres et j'accepte leur aide.

- Je sais utiliser mon esprit logique pour manifester mes rêves et mes désirs.

- Je suis maître de ma vie et je vis avec un sentiment de dignité.

- Je suis optimiste, créatif et je me respecte pleinement.

- J'utilise mon pouvoir personnel pour m'aider à m'épanouir et à grandir en tant qu'être humain.

- J'utilise toutes les informations dont je dispose pour prendre des décisions éclairées.

- Quand j'analyse une situation, je sais exactement quand utiliser la logique et quand laisser mon cœur me guider.

Rédigez vos propres affirmations en lien avec le lâcher-prise et la confiance en vous et en la vie.

Quand vous sentez que vous avez terminé, redirigez votre attention vers votre respiration pour reprendre doucement contact avec votre corps puis avec votre environnement. Ouvrez les yeux.

Chapitre 5 : Le chakra du coeur

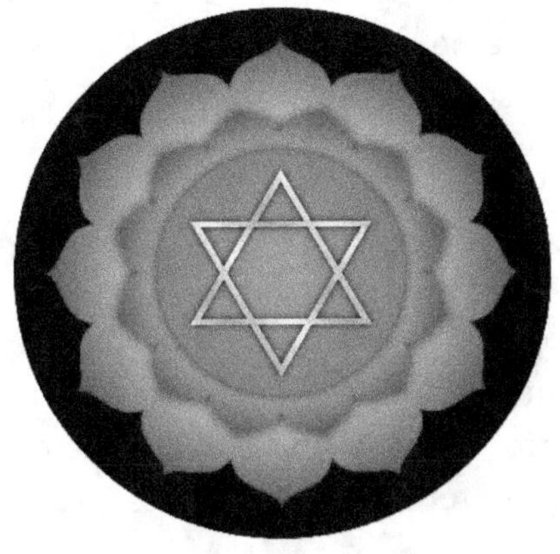

Vous avez commencé à travailler sur les trois premiers chakras. Félicitations ! Le deuxième en particulier, le chakra Svadhisthana ou chakra sacré, vous aide à avoir une meilleure idée de qui vous êtes et de votre véritable but dans la vie. Maintenant que vous avez commencé à l'équilibrer, votre personnalité est probablement davantage axée sur ce qui vous importe personnellement dans la vie, plutôt que sur ce que pensent les autres et vous êtes moins influençable. En conséquence, votre cœur est prêt à recevoir et à envoyer plus de compassion dans le monde. Lorsque cela se produit, il est alors temps pour vous de vous tourner vers l'intérieur et d'examiner le quatrième chakra, le chakra du cœur.

Informations de base concernant le chakra du coeur

Comme son nom l'indique, le chakra Anahata est situé au niveau du cœur, non pas à gauche comme le cœur physique mais au centre de votre poitrine. Lorsque ce chakra est bien développé, vous êtes plus à même d'aimer les autres mais aussi de mieux vous aimer vous-même. L'élément associé à ce chakra est l'air, car l'air, étant expansif, est l'élément qui relie notre énergie à toutes les autres énergies du monde. Le chakra du cœur permet à l'énergie de votre âme de s'épanouir, de s'ouvrir et de devenir réceptif à l'amour sous toutes ses formes.

Le vert, couleur du chakra du cœur

Quand nous pensons à l'amour, c'est souvent le rose et le rouge qui nous viennent en tête, pourtant le chakra du cœur est associé à la couleur verte. C'est la couleur de la croissance que l'on retrouve dans la nature avec les plantes et leur potentiel de croissance illimité.

Idéalement, ce vert est brillant et apaisant, proche de l'émeraude. Quand il rayonne tel un joyau au centre de la poitrine, vous irradiez l'amour, l'empathie et la compassion pour toutes les formes de vie que vous rencontrez.

Le système cardiovasculaire et le chakra du cœur

Ce chakra est lié au système cardiovasculaire et au thymus, petite glande située dans la partie supérieure du thorax, entre les poumons et sous le sternum. On l'appelle parfois la « glande du bonheur ». Transportant l'oxygène et les nutriments au sang et aux cellules du corps, le système cardiovasculaire est vital pour le bon fonctionnement de l'organisme. Les organes qui composent le système cardiovasculaire sont également fortement dépendants de l'air pour fonctionner correctement, un lien supplémentaire entre ce chakra et l'élément air.

Les émotions et le chakra du coeur

Le chakra du cœur est souvent représenté par deux triangles qui se croisent.

Ces triangles entrecroisés représentent le fait que le chakra du cœur intègre les différences en un tout harmonieux. Par exemple, les qualités masculines et féminines cessent d'exister au sein du chakra du cœur. L'intégration est une des caractéristiques clé de ce centre d'énergie, et les triangles entrecroisés sont représentatifs de cette intégration. Le chakra du coeur relie les chakras inférieurs aux chakras supérieurs du corps, se trouvant à la croisée des chemins.

L'énergie du chakra Anahata est en lien avec votre capacité à voir la beauté qui se cache au coeur de la création. La nature expansive de cette énergie vous permet de faire l'expérience de relations plus complètes et plus authentiques. En l'équilibrant, vous devenez moins centré sur vous-même et vous développer votre compassion pour les autres créatures, humaines ou animales.

Symptômes d'un chakra cardiaque déséquilibré

Les signes d'un chakra cardiaque déséquilibré sont notamment les suivants :

- Vous avez des difficultés à pardonner, même de vieux griefs.

- Vous avez des problèmes physiques au niveau du cœur ou avez développé des maladies liées aux poumons.

- Vous êtes jaloux de ce que les autres possèdent.

- Vous êtes souvent sur la défensive dans votre rapport avec les autres.

- Vous n'aimez pas la compagnie des autres et vous trouvez toutes sortes d'excuses pour rester seul aussi souvent que possible.

Comment équilibrer le chakra du coeur

Si vous reconnaissez un ou plusieurs de ces symptômes, vous devriez travailler à équilibrer ce chakra. Voici quelques pistes pour y parvenir :

Vous pouvez stimuler votre thymus et la « glande du bonheur » en tapotant ou en massant légèrement ce point. Quelques secondes suffisent et vous pouvez faire cela dès que vous en ressentez le besoin, après une séance de méditation ou même en regardant la télévision.

Vous pouvez également prendre du thym sous toutes ses formes. Le mot thymus tire d'ailleurs son origine du mot thym, plante verte aromatique aux multiples propriétés bienfaisantes.

Sortez fréquemment dans la nature et apprenez à apprécier la beauté dans le monde.

Chaque matin, listez cinq choses pour lesquelles vous êtes reconnaissant. Cela vous obligera à vous concentrer sur le positif dans votre vie et c'est un très bon exercice pour éveiller le chakra du cœur.

Soignez-vous et prenez soin de vous par des méthodes naturelles qui agissent au niveau énergétique, par exemple les huiles essentielles. Cela vous rendra plus attentif et plus respectueux envers ce formidable véhicule qu'est votre corps.

Essayez de vous apprécier et de vous accepter tel que vous êtes.

Dans vos relations avec les autres, pensez à donner plus qu'à recevoir.

Ici aussi, le yoga peut vous aider, notamment la posture du cobra (Bhujangâsana), de l'aigle (Garudâsana), du chameau (Ushtâsana-ushta) et du poisson (Matsyâsana).

Méditation du chakra du cœur

Durée de la méditation : 30 minutes

Comme nous l'avons vu, le chakra Anahata est le chakra de l'amour, de la compassion et de l'espoir. Nous commencerons d'abord notre méditation par une respiration profonde, avant de porter notre attention sur l'énergie présente dans le chakra du cœur.

Fermez les yeux. Inspirez profondément, puis expirez de façon détendue. Laissez-vous aller, dissolvez vos problèmes de la journée, vos soucis et vos inquiétudes. Revenez à votre beau corps et à votre belle âme. Je vous invite à nouveau à prendre une profonde inspiration, puis à expirer de façon détendue. Relâchez toute votre tension à chaque expiration. Répétez cette opération pendant au moins cinq respirations complètes.

Vous devriez maintenant vous sentir complètement détendu. Laisse toutes les pensées du jour disparaître. Vous êtes un enfant de Dieu. Tout ce qui reste, c'est votre Être réel et magnifique. Je vous invite à prendre une dernière grande inspiration, puis à expirer profondément. Sentez la merveilleuse sensation du retour au Soi, ici et maintenant, dans votre corps physique qui est aussi un temple sacré.

La méditation qui suit vous aidera à ouvrir votre cœur pour donner et recevoir l'amour inconditionnel. Sentez le souffle de la vie circuler dans votre corps comme une vague sur l'océan. À chaque expiration, ressentez cette vague qui nettoie votre esprit. Sentez ce souffle de vie qui va et vient en vous au rythme de l'Univers.

Ne vous demandez pas si vous le faites bien ou non. Faites-le, c'est tout. Vous êtes parfait et tout est parfait. Prenez conscience qu'il existe un amour profond en vous, un amour qui a toujours été présent, depuis votre naissance. Cet amour divin en vous ne demande qu'à être révélé.

Continuez à respirer calmement. A chaque inspiration vous remplissez votre coeur de cet amour divin et inconditionnel et vous voyez une grande lumière d'un vert pur briller au niveau du chakra Anahata. Cette lumière brille de plus en plus à chaque respiration.

Votre 4e chakra est maintenant tel une émeraude brillante et majestueuse au centre de votre poitrine. Vous vous reposez dans cet espace de calme complet et absolu. Vous êtes relié au cosmos et un profond sentiment de paix intérieure et de béatitude vous envahit à présent.

Vous vous trouvez maintenant dans un champ d'herbe luxuriante, surplombant des montagnes dans un décor à couper le souffle par un beau matin d'automne. L'air est pur et rafraîchissant. Le rayonnement du soleil chauffe votre visage, votre corps et fait vibrer l'énergie de votre cœur.

Sentez cette énergie rayonnante et miraculeuse entrer en vous à l'inspiration. À l'expiration, laissez-vous aller toujours plus profondément. Sentez le frottement délicat de l'herbe sous vos pieds nus. Écoutez tous les sons que la nature produit, et réalisez à quel point ces sons sont merveilleux. Vous êtes chez vous ici et vous vous sentez heureux et protégé.

Prenez tout votre temps. Vous n'êtes pas pressé. Restez dans le moment présent. Remarquez l'arbre géant à votre droite. Marchez vers lui et placez-vous sous son feuillage. Remarquez ses feuilles, son tronc robuste, ses branches épaisses. Vous constatez que cet arbre porte des fruits. Prenez un des fruits que cet arbre vous offre. Vous dégustez ce fruit délicieux qui vous remplit d'un bonheur divin. Laissez ce sentiment de bonheur remplir votre coeur et pénétrer tout votre être.

Cela est l'amour. Vous êtes aimé. Vous êtes protégé. Vous êtes une présence divine. Vous êtes parfait. Il n'y a pas besoin de réfléchir. Sentez plutôt comment cette sensation irradie le bonheur et la bonté dans tout votre corps. Prenez une autre bouchée de fruit, maintenez cette sensation de bonheur pur et absolu. Sentez comment cette énergie se déplace en vous, sans essayer de la diriger ou de la contrôler. Restez avec ces sentiments aussi longtemps que vous le souhaitez.

Quand vous êtes prêt, dites au revoir à l'arbre qui vous a donné ces fruits du bonheur. Dites au revoir aux montagnes, à l'herbe et à l'air frais du matin.

Revenez doucement à votre respiration et à votre corps. Respirez calmement encore quelques instants avant d'ouvrir les yeux.

Plus vous développerez votre empathie et votre compassion envers les autres, plus vous serez humble et plus vos relations seront riches. Vous serez moins égoïste et vous éprouverez un sentiment de plénitude, celui d'appartenir à quelque chose de plus vaste que vous.

Chapitre 6 : Le chakra de la gorge

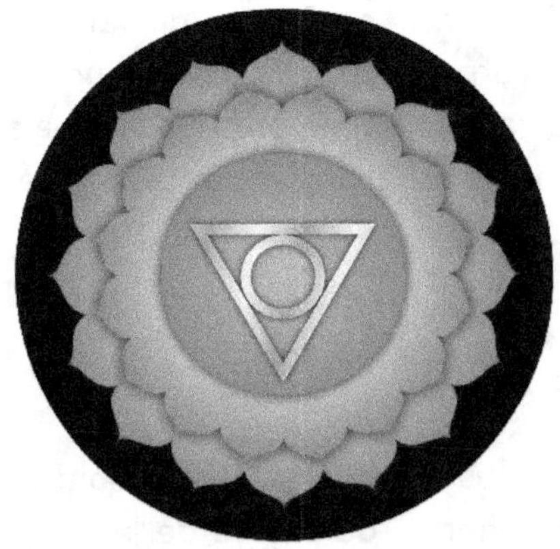

Une fois le chakra du coeur équilibré, il est temps de passer au chakra de la gorge. Celui-ci est appelé Vishudda en sanskrit et est en lien avec vos capacités de communication et d'expression, notamment de votre âme. Ce chakra est la voix de votre Être global, son expression énergétique.

Le bleu, couleur du chakra de la gorge

La couleur de ce chakra est le bleu qui symbolise notre capacité à nous relier au divin. Lorsque ce chakra est sain et bien équilibré, vous êtes en lien avec la Puissance supérieure qui relie chaque personne par l'intermédiaire de son énergie mystique. L'énergie du chakra Vishudda peut ainsi entendre des sons transmis d'ailleurs. Le son est capable d'envoyer des vibrations qui sont à la fois auditives et visuelles mais l'œil humain ne peut pas capter ces fréquences. Le chakra de la gorge est capable de puiser dans l'énergie qui est créée à partir d'une source divine et peut ensuite traduire ces sons dans le reste du corps.

La glande thyroïde et le chakra de la gorge

La glande associée à ce chakra est la thyroïde, située dans le cou. Cette glande libère des hormones qui aident à stabiliser le métabolisme du corps, ainsi qu'à assurer une croissance et un développement sains de l'organisme. Le palais, le cou, les épaules, la mâchoire et la langue sont également associés à ce chakra.

Les émotions et le chakra de la gorge

Contrairement à tous les autres chakras dont nous avons parlé jusqu'à présent, l'énergie du chakra de la gorge est constituée d'éléments qui se rapportent à ce que l'on appelle le corps subtil. Le corps subtil contient les éléments mystiques de votre corps. Ce corps existe sur un plan qui ne peut être vu par l'œil humain ou par un quelconque moyen scientifique. Bien que vous ne soyez peut-être pas conscient que ce corps existe en vous, il existe dans chaque être doté d'énergie. Le corps subtil est incroyablement difficile à exploiter et nécessite généralement une vie entière de pratique dévouée pour être correctement équilibré. Ce chakra est également considéré comme le gardien entre les chakras du corps physique et les chakras que l'on peut trouver au niveau de la tête.

Comme vous pouvez le voir, le chakra de la gorge donne au corps le potentiel de puiser dans de multiples réalités et dans la sagesse universelle. C'est une qualité qu'aucun des chakras précédents ne peut fournir. Avoir un chakra de la gorge équilibré vous permettra de vous exprimer de manière honnête et vraie. Cela vous aidera également à traduire vos idées et vos pensées créatives en actions, en communiquant vos pensées de manière efficace. Certaines de ces capacités se recoupent avec celles du chakra sacré. Le chakra de la gorge est capable d'affiner l'énergie qui existe dans le chakra sacré.

Symptômes d'un chakra de la gorge déséquilibré

Un chakra de la gorge déséquilibré peut entraîner des symptômes plus ou moins visibles. Souvenez-vous que pour les sept chakras principaux, l'équilibre est la clé. Votre chakra de la gorge doit être mieux équilibré si vous présentez actuellement l'un des signes suivants :

- Vous avez du mal à écouter l'opinion des autres, ou vous tenez trop compte de l'opinion des autres, ce qui nuit à votre propre expression.

- Vous parlez trop ou trop peu. Vous cherchez à être le centre d'attention ou au contraire à vous fondre dans le décor.

- Vous pouvez avoir du mal à garder des secrets ou à partager des informations avec d'autres personnes.

Comment équilibrer le chakra de la gorge

Si vous rencontrez l'une des difficultés qui viennent d'être décrites, vous pouvez utiliser certaines méthodes :

Chanter : Tout type de chant est considéré comme bénéfique pour le chakra de la gorge.

L'eau potable : Beaucoup de gens ne boivent pas assez et sont déshydratés sans le savoir. Boire plus d'eau est bénéfique au chakra de la gorge.

Méditer sur le bleu : Les personnes qui méditent fréquemment voient souvent ce qui ressemble à une perle bleue en état méditatif profond. Cela est dû au fait que le bleu est relié au Divin. Méditer sur cette couleur vous aidera à activer le chakra de la gorge.

Méditation du chakra de la gorge

Durée de la méditation : 5 minutes

Commencez par prendre une position assise confortable, sur le sol de préférence. Fermez les yeux. Inspirez et expirez quelques instants en sentant le contact de votre corps avec le sol. Placez vos deux mains sur votre ventre. En inspirant, remarquez comme votre ventre se remplit tel un ballon. À l'expiration, sentez votre ventre se libérer de tout cet air. Pensez à respirer pendant cinq secondes. Comptez chaque seconde dans votre tête. À l'expiration, comptez également pendant cinq secondes, en laissant consciemment le souffle se libérer lentement. Inspirez. Expirez. Détendez-vous.

Maintenant, imaginez qu'en inspirant, une lumière bleue entre par vos narines et vient se loger dans votre gorge, au niveau de votre chakra. En expirant, imaginez que toute impureté vous quitte pour disparaitre à jamais. Sentez comme ce bleu vous fait du bien, vous apaise et vous connecte à l'univers. Continuez à faire grandir cette lumière bleue aussi longtemps que vous le souhaitez.

Vous avez maintenant comme un merveilleux saphir d'une beauté éclatante au milieu de la gorge. Laissez-le illuminer et irradier votre cou, vos épaules, tout votre corps, du sommet de votre crâne à la plante de vos pieds. Sentez cette énergie vous envahir et vous envelopper. Vous n'avez pas à vous inquiéter. Tout va bien.

Reprenez une respiration normale. Lentement, ramenez votre attention sur la pièce dans laquelle vous vous trouvez. Agitez vos doigts et vos orteils. Quand vous vous sentez bien, ouvrez les yeux. Prenez un moment pour vous connecter à votre intuition.

Chapitre 7 : Le chakra du troisième oeil

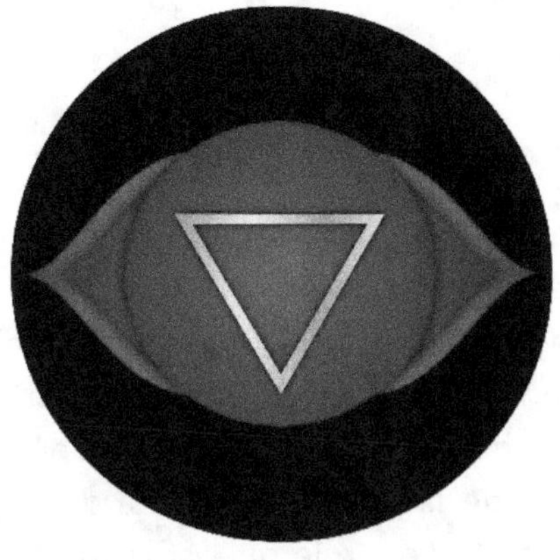

Le troisième chakra, le fameux troisième œil, est le plus populaire. L'éveil de ce chakra peut donner certaines facultés très précieuses, notamment la clairvoyance et l'intuition. Il est en lien avec le chakra de la gorge et permet de voir ce que la plupart des gens ne voient pas. Ce centre d'énergie est mystérieux et mystique, voire intrigant. Ce n'est pas pour rien qu'il fascine les hommes depuis toujours.

Informations de base concernant le chakra du troisième oeil

Le troisième chakra est situé entre vos deux yeux, plus précisément au milieu de votre front. L'élément qui est associé au troisième œil est la lumière. Certains interprètent l'énergie du troisième œil comme une combinaison de tous les éléments dans leur forme la plus pure. Le troisième oeil est situé entre vos deux yeux physiques car l'énergie de ce chakra est l'oeil invisible de l'esprit. Son énergie est motivée par l'imagination, la pureté et la liberté totale. Une personne qui a ouvert son chakra du troisième oeil est une personne qui n'est plus liée au simple monde des mortels. L'âme de cette personne a été élevée dans un état d'être où le concept de temps est obsolète. En sanskrit, le troisième œil est appelé le chakra Ajna.

L'indigo, couleur du chakra du 3ᵉ oeil

Comme nous l'avons déjà dit, le chakra de la gorge est associé à la couleur bleue. Nous avons dit aussi que le chakra de la gorge est le gardien entre les chakras du tronc et les chakras plus subtils et cosmiques de la tête. L'indigo est la couleur du chakra Ajna. L'indigo est une version plus profonde et plus pure du bleu qui est associé au chakra de la gorge. Le chakra du troisième oeil est capable d'approfondir l'énergie qui est ressentie dans le chakra de la gorge. Cela augmente le lien avec le corps subtil, ce qui conduit à une plus grande liberté.

La glande pinéale et le chakra du troisième oeil

La glande qui est la plus étroitement associée au sixième chakra est la glande pinéale. Cette glande est principalement responsable de la production de mélatonine. La mélatonine est une hormone qui induit et régule le rythme de notre sommeil. Au-delà de cette explication purement scientifique, il est également largement admis que la glande pinéale est la partie du corps qui relie le corps physique au monde spirituel. Nous ne pouvons pas consciemment voir ce monde en tant qu'humains, mais l'énergie du troisième œil peut y accéder grâce aux capacités de la glande pinéale, qui agit en tant que médium. La glande pinéale est située au centre du cerveau et se trouve à proximité des nerfs optiques. Sa position dans le cerveau la rend sensible aux changements de lumière, et certaines personnes émettent l'hypothèse que cette sensibilité subtile est ce qui permet à la glande pinéale de puiser des informations dans les mondes supérieurs.

Les émotions et le chakra du troisième oeil

Alors que les autres chakras correspondent à des émotions distinctes, le troisième oeil est différent. Les émotions, en général, sont des sensations liées à notre perception du réel. Pour cette raison, il n'y a pas d'émotions spécifiques associées au 6e chakra. Lorsque ce chakra est ouvert et équilibré, vous êtes capable de reconnaître que vos émotions sont liées aux attaches de votre petit moi à ce qui est temporaire et souvent de peu d'importance. Vous devenez conscient que tout est toujours en mouvement et vous devenez plus détaché.

Le troisième œil est capable de transmettre au cerveau des images difficiles à décrire verbalement. Elles peuvent être très claires ou floues et imprécises. En général, quand vous êtes capable de les recevoir, vos émotions ne sont pas en jeu. Ce chakra donne la possibilité de voir toute chose avec l'oeil de la sagesse, comme si vous regardiez ce qui se passe à travers une boule de cristal, que certaines personnes utilisent d'ailleurs.

Vous devez dépasser l'ego pour équilibrer ce chakra. Vous devez prendre conscience que votre perception étriquée de la réalité n'a pas grande signification. Si vous y parvenez, la véritable clairvoyance est possible.

Symptômes d'un chakra du troisième oeil déséquilibré

Voici quelques signes qui peuvent suggérer que vous avez un chakra du troisième œil déséquilibré :

- L'incapacité de croire ou le rejet complet de tout sentiment qu'il existe un autre domaine d'existence ou une puissance supérieure.

- Vous avez souvent des fantasmes ou êtes incapable de faire la différence entre la réalité et l'imagination. Cela peut indiquer que votre 6e chakra est sur-stimulé.

- Vous ne voyez que les tâches que vous jugez importantes et que vous devez accomplir au quotidien, sans aucune considération de votre place dans l'univers.

Comment équilibrer le chakra du troisième oeil

Le Reiki est un excellent moyen d'équilibrer l'énergie du 3ème œil. Nous verrons ceci dans un chapitre ultérieur.

Le fait de placer certaines huiles essentielles sur le troisième œil peut également aider à réaligner son énergie. Parmi ces huiles, on trouve le romarin, la sauge ou la marjolaine. Il a également été constaté que la consommation de certains aliments est bonne pour le troisième œil. Parmi ces aliments on trouve le chou frisé, les myrtilles, les aubergines, les prunes et les poivrons. Enfin, toute posture de yoga qui met l'accent sur le contact ou la proximité du tapis avec le troisième œil peut aider à ouvrir et à activer cette énergie, par exemple la posture de l'enfant (Bālasāna) et la posture du dauphin (Ardha Sirsanasana).

Méditation du troisième oeil

Durée de la méditation : 10 minutes

Prenez une position assise confortable et fermez les yeux. Ce peut être une chaise ou directement sur le sol.

Commencez par vous concentrer sur vos orteils. Contractez-les et relâchez-les alternativement. Portez votre attention sur votre respiration. Inspirez en imaginant que l'énergie de votre respiration se déplace dans vos orteils. Essayez de ne penser qu'à cette sensation. Faites la même chose avec vos chevilles, puis vos mollets, vos genoux et enfin vos cuisses. Relâchez toute tension.

Contractez les muscles fessiers et pelviens en inspirant. A l'expiration, relâchez la tension. Sentez le souffle se déplacer des poumons vers les hanches, les fesses et le bassin. Détendez-vous. Il n'y a aucune tension ici, aucune raison de se raidir.

Inspirez en montant les épaules. A l'expiration, sentez cette tension se relâcher. Sentez votre cou et votre mâchoire se détendre. Relâchez toute tension.

Maintenant, tout votre corps est détendu. Inspirez et expirez plus profondément. Imprégnez-vous de ce sentiment de calme et de sérénité.

Placez vos mains sur la partie basse de votre poitrine, l'extrémité de vos majeurs se touchant horizontalement, les autres doigts pliés vers l'intérieur. Joignez l'extrémité de vos pouces pointés vers votre menton.

Concentrez-vous sur le chakra du troisième œil entre vos sourcils. Prenez quelques instants pour réfléchir à ce qu'il représente et à ce que son ouverture pourrait vous apporter dans la vie.

Le chakra du sixième chakra est le fameux « OM ». Prononcez-le lentement et profondément en le faisant résonner en vous et particulièrement au niveau du troisième œil. Restez détendu.

Dans le même temps, imaginez une lumière brillante émanant de cette zone. Faites ceci aussi longtemps que vous le souhaitez, aussi souvent que vous en ressentez le besoin. Dix minutes sont une bonne moyenne.

Lentement, commencez à ramener votre conscience dans la pièce où vous vous trouvez. Ouvrez doucement les yeux et reprenez conscience de l'espace qui vous entoure.

D'ici quelques temps, il se peut que vous commenciez à ressentir que votre intuition se développe, voire dans certains cas à éprouver des sensations visuelles nouvelles.

Le but de cette méditation est davantage d'équilibrer le chakra du 3e oeil plutôt que de l'éveiller totalement car cela dépasse le cadre de cet ouvrage.

Si vous voulez en savoir plus sur l'éveil de la clairvoyance en vous, sachez qu'il existe de nombreux ouvrages spécialisés sur la question, par exemple l'excellent petit ebook « <u>Eveillez votre 3e oeil</u> » de H. K. Rajar.

Chapitre 8 : Le chakra de la couronne

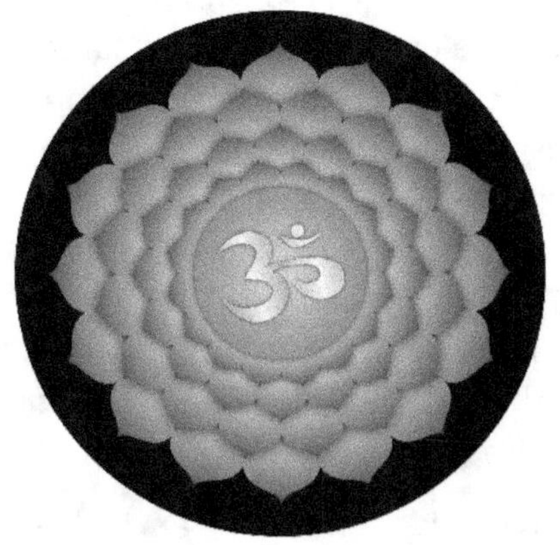

Même si le 3e oeil, le 6e chakra, est le plus connu, ce n'est pas le dernier. Au-dessus se trouve le 7e chakra, ou chakra coronal. Comme les deux autres chakras supérieurs, de la gorge et du troisième oeil, celui-ci est en lien avec les mondes supérieurs dont il cherche l'illumination. Une fois ce chakra éveillé, l'âme à accès à tout ce qui concerne ces mondes. Les deux chakras précédents donnent cette un aperçu de ces mondes mais le 7e unifie totalement l'âme avec le Tout. C'est un état de béatitude perpétuelle, ce que les bouddhistes nomment le Nirvana.

Informations de base concernant le chakra de la couronne

Ce chakra est nommé Sahasrara en sanskrit, terme qu'on peut traduire par « le chakra aux 1000 pétales ». Ceci est d'ailleurs illustré par sa représentation graphique traditionnelle.

Le chakra Sahasrara se situe au sommet de la tête et permet à l'âme humaine de se relier à tout ce qui est sacré en ce monde, jusqu'à fusionner avec. Cela fournit non seulement l'extase et la béatitude mais également la liberté par rapport aux modèles préétablis du monde. Certaines écoles de pensée affirment qu'une fois ce chakra ouvert, il n'est plus nécessaire pour l'âme de passer par le cycle des réincarnations successives. Elle n'en a plus besoin car elle transcende toutes les formes physiques de conscience et fusionne avec l'Univers.

Le violet, couleur du chakra Sahasrara

La couleur violette, ou pourpre, est traditionnellement associée au chakra Sahasrara et le blanc également.

Le violet symbolise la connexion et la réconciliation avec l'Univers, la naissance, le rajeunissement ainsi que le sentiment d'unité avec les autres. Le violet est aussi associé dans différentes cultures à la distinction, à la sagesse et à la royauté. Un chakra de la couronne sain permet à l'esprit de penser profondément, d'être curieux, ouvert et sans limite. C'est ce que représente la couleur pourpre, et c'est pourquoi elle est associée au chakra de la couronne. Il est également intéressant de noter que tous les chakras qui se trouvent au niveau de la tête sont liés à des motifs de couleur similaires.

La glande pituitaire et le chakra de la couronne

L'hypophyse, ou glande pituitaire, est responsable du contrôle et du maintien des glandes qui composent le système endocrinien. Elle est située à la base du cerveau. Si la glande pinéale se trouve vers l'avant du cerveau et donc vers le 3e oeil, l'hypophyse en est plus éloignée. Cela signifie que le chakra de la couronne, bien que similaire au chakra du troisième oeil à plusieurs égards, aligne son énergie sur la dimension mystique de l'Univers, au-delà du compréhensible et même de l'imaginable.

Les émotions et le chakra de la couronne

Le chakra de la couronne est donc le dernier des sept chakras primaires. Les six chakras précédents doivent être en équilibre avant que celui-ci ne puisse même penser à s'ouvrir. Lorsque le chakra de la couronne est ouvert et en mouvement, son énergie peut se déplacer à travers tous les autres chakras. Le Prana circule ainsi librement et permet de rester constamment enraciné dans le moment présent. Lorsque l'esprit n'est plus constamment focalisé sur le passé et l'avenir, vous commencez à éprouver un grand sentiment de liberté. L'ouverture de l'ensemble des chakras et particulièrement du chakra de la couronne vous permet de vous libérer de l'attachement, du temps et des aspects limitants de votre forme humaine.

Symptômes d'un chakra de la couronne déséquilibré

Les symptômes suivants peuvent être le signe d'un chakra de la couronne déséquilibré car trop actif :

- Le sentiment d'être complètement déconnecté du corps. Vous ne semblez pas pouvoir vous identifier à votre corps physique et par conséquent, vous ne vous sentez jamais vraiment enraciné.

- Vous avez du mal à assumer la responsabilité de ce qui est pourtant nécessaire à votre existence terrestre : rendez-vous, traites à payer, etc.

- Vous gardez vos pensées pour vous plutôt que de les exprimer.

Un chakra de la couronne inactif ou peu actif peut se manifester de la manière suivante :

- Vous avez peu ou pas d'objectifs dans la vie ou vous avez du mal à vous en fixer et à les atteindre.

- Vous avez une tendance à la dépression, à la schizophrénie, à la maladie d'Alzheimer.

- Vous souffrez de douleurs nerveuses ou des troubles neurologiques.

- Vous souffrez de maux de tête fréquents.

Comment équilibrer le chakra de la couronne

Tout comme pour le chakra du 3e oeil, le mantra OM est une excellente façon de stimuler l'énergie qui se trouve dans le chakra de la couronne. OM est un mot qui représente la paix universelle et l'énergie universelle. Il représente également ce qui est commun à chaque être vivant et qui nous relie tous. Le mantra OM nous rappelle également que chaque personne, amie ou ennemie, possède une particule divine en elle qui est exactement la même que la nôtre. Plus important encore, le mantra OM nous rappelle qu'il existe une puissance supérieure, quelle que soit la forme qu'elle prend.

Méditation guidée pour le chakra de la couronne

Durée de la méditation : 5 minutes

Asseyez-vous dans une position confortable, les jambes croisées et le dos droit.

Posez vos mains sur vos genoux, paumes vers le haut, avec la main gauche sur le dessus. C'est le mudra (position des mains) qui permet de recevoir l'énergie. Fermez les yeux et laissez votre respiration devenir lente et régulière.

Visualisez un lotus à mille pétales au sommet de votre tête. Imaginez que ses pétales s'ouvrent doucement pour révéler une lumière intense. Laissez cette lumière divine descendre en vous par votre chakra de la couronne.

Choisissez l'une des affirmations ci-dessous et répétez-la, silencieusement ou à haute voix, ou créez-en une qui a plus de sens pour vous.

- "Je suis entouré et protégé par la lumière divine."

- "Cette lumière nourrit tout mon être."

- "Je marche toujours dans la lumière."

- "Je deviens plus fort en m'accordant à la lumière divine."

Sentez la lumière descendre en spirale dans votre corps. Ressentez sa chaleur saturer tout votre être. Laissez chaque cellule être imprégnée de lumière et d'inspiration, et chaque partie de votre conscience s'illuminer.

Concentrez vos sens sur l'intensité de la lumière afin que vous puissiez non seulement la voir, mais aussi l'entendre, la sentir, la goûter et la toucher. Considérez la lumière comme une manifestation de votre moi supérieur, représentant la paix qui se trouve au-delà de la compréhension.

Voyez-vous comme un canal pur pour la lumière : permettez-vous de ne faire qu'un avec elle. Dans cet état d'unité, des pensées, inspirations ou intuitions peuvent entrer dans votre conscience. Soyez reconnaissant pour cette guidance.

Après 15 minutes, prenez quelques respirations profondes et ouvrez les yeux.

Chapitre 9 : La méditation

Dans la société actuelle, notre cerveau est constamment agressé par les publicités et les messages des réseaux sociaux. Ceci peut vite devenir fatigant, voire déprimant. La pratique régulière de la méditation vous offre un espace de calme et de détente par rapport à cela. De plus, elle vous aide à équilibrer vos chakras et peut ouvrir en vous des portes invisibles.

Tout le monde peut méditer. Même si vous avez du mal à rester tranquillement assis ne serait-ce que deux minutes, vous pouvez commencer par là. Petit à petit, vous pourrez le faire plus longtemps et vous y prendrez goût au fur et à mesure que vous pratiquerez. La clarté mentale, le contentement et la paix intérieure sont quelques-uns des nombreux fruits de la méditation.

Il a été scientifiquement prouvé que la méditation peut augmenter la capacité de bonheur de ceux qui la pratiquent. On a découvert que certaines personnes sont comme « prédisposées » au bonheur et qu'elles ont une activité cérébrale plus importante au niveau des lobes frontaux. Les personnes anxieuses, au contraire, ont une activité plus importante du côté droit de leur cerveau. En méditant régulièrement, vous réorientez l'activité cérébrale vers le lobe frontal. D'autres études ont même démontré que la méditation augmentait le volume du cerveau !

Chez les personnes âgées, la pratique de la méditation ralentit la détérioration de la « matière grise » et la mort des cellules du cerveau.

La méditation peut également aider à soulager les problèmes liés à la pression artérielle et prévenir ainsi les risques de crise cardiaque et autres problèmes cardiovasculaires.

Des études ont montré que la méditation réduit physiquement la sensation de stress et favorise la relaxation. Plus précisément, la méditation augmente la quantité d'oxyde nitrique que produit le corps. Cela a pour effet de dilater les vaisseaux sanguins du corps, ce qui entraîne une baisse de la pression sanguine.

Nous avons vu tout au long de ce livre que la méditation était très importante pour ouvrir et équilibrer les chakras. Lorsque c'est le cas, l'énergie de votre corps est saine et harmonieuse et vous évite d'attraper toutes sortes de maladies, y compris la grippe ou même un simple rhume.

Enfin, la méditation peut vous aider à faire face à tout type de problème dans la vie. Si vous vivez le décès d'un être cher, si vous apprenez que vous souffrez d'une maladie particulière ou si vous traversez une période de conflit émotionnel, sachez que la méditation est un excellent moyen de trouver un sentiment de paix et d'acceptation de la réalité. Cela vous permet non seulement d'accepter les circonstances actuelles et toujours changeantes de votre vie mais vous ouvre aussi la possibilité de pouvoir vous pardonner et pardonner aux autres.

Comme vous pouvez le constater, les bienfaits de la méditation ne sont pas simplement ceux dont peut bénéficier votre esprit durant votre pratique mais s'étendent bien au-delà. Une pratique disciplinée et fréquente de la méditation peut influencer positivement à la fois votre esprit et votre corps, maintenant et à l'avenir.

Les bienfaits de la méditation ne sont pas non plus limités à une seule partie de votre corps ou à un seul domaine de votre vie. Ces bienfaits peuvent s'étendre et pénétrer de nombreux aspects de votre vie, que vous en soyez conscient ou non. Pour toutes ces raisons, vous devriez vous y mettre sans tarder. En réalité, la méditation est exactement ce dont vous avez besoin pour éprouver un plus grand bonheur et un sentiment d'accomplissement dans la vie que vous menez actuellement.

Chapitre 10 : Autres méthodes d'alignement des chakras

Le Reiki

Le Reiki est une pratique qui permet de réduire le stress et favorise une relaxation optimale. Le "Rei" de Reiki peut être traduit par "sagesse supérieure", tandis que le "Ki" peut être traduit par "force vitale ».

Lors d'une séance de Reiki, le thérapeute guide l'énergie du patient vers une plus grande harmonie et un meilleur alignement, sans toucher au corps physique. Le patient s'allonge et ferme les yeux, tandis que le thérapeute place ses mains sur les chakras et les points vitaux. Ces placements subtils des mains sur le corps sont capables d'influencer positivement l'énergie qui s'y trouve. Après une séance de Reiki bien menée, vous vous sentez revitalisé, plus heureux et plus détendu.

L'aromathérapie

L'aromathérapie utilise les huiles essentielles. Vous pouvez pratiquer l'aromathérapie sur vous-même en frottant simplement une ou deux gouttes d'une huile essentielle de votre choix au niveau du chakra que vous voulez traiter. Voici les principales en fonction du chakra choisi :

- Chakra racine : Huile de patchouli ou huile de bois de rose

- Chakra sacré : Huile de jasmin ou huile de santal

- Chakra du plexus solaire : Huile de menthe poivrée ou huile de cèdre

- Chakra du cœur : Huile de cyprès ou huile de géranium

- Chakra de la gorge : Huile de lemon grass ou huile myrte

- Chakra du troisième oeil : Huile de lavande ou huile de marjolaine

- Chakra de la couronne : Huile de myrrhe ou huile d'hélichryse

Les cristaux

La guérison par les cristaux consiste à s'entourer de la couleur associée au chakra que vous essayez d'ouvrir. Lorsque vous voyez fréquemment la couleur associée à un centre énergétique, l'énergie correspondant à ce chakra est stimulée.

Les couleurs correspondent à des fréquences de lumière associées une longueur d'onde. Lorsque vous utilisez les cristaux, ces longueurs d'onde sont capables de transcender le stimulus visuel et de pénétrer dans le chakra qui correspond à la couleur concernée. On peut trouver facilement des cristaux de toutes les tailles et à tous les prix de nos jours.

Pour vous aider, entourez-vous de la couleur particulière du chakra que vous essayez d'équilibrer pour méditer, disposez le ou les cristaux correspondant autour ou près de vous, puis consacrez votre méditation à cette couleur. Vous pourrez ainsi vous mettre en harmonie avec les énergies subtiles de ce chakra.

Le yoga

Nous avons déjà abordé le yoga au cours de cet ouvrage. C'est une pratique très puissante pour atteindre l'éveil. D'une manière générale, toute posture de yoga qui nécessite de s'asseoir est bonne pour le chakra racine. Chaque posture de yoga est plus ou moins connectée avec un ou plusieurs chakras particuliers. Vous pouvez utiliser une ou plusieurs d'entre elles au cours de vos séances et même créer une routine complète si vous êtes plus avancé. Cherchez des cours de yoga près de chez vous qui mettent l'accent sur la guérison des chakras. Un instructeur pourra répondre à vos questions et vous proposer des techniques spécifiques suivant vos besoins.

Les mantras

Les mantras sont une bonne technique pour cibler les chakras. Vous pouvez les chanter au début ou à la fin d'une séance de yoga. Le OM, en particulier, est un mantra très puissant qui redynamise votre Être dans son ensemble. Certains mantras sont simples, d'autres plus complexes. En Inde, on dit qu'ils ont le pouvoir d'inviter les esprits des dieux et des déesses. Même si vous ne croyez pas aux dieux et aux déesses hindous, les mantras demeurent une forme de thérapie énergétique très efficace.

Conclusion

Nous voici arrivés au terme de cet ouvrage. J'espère qu'il vous incitera à travailler sur vos chakras.

N'oubliez pas qu'il est essentiel de commencer par la base du corps. Certaines personnes veulent débuter par le 3e oeil mais je conseille de ne pas négliger les autres chakras. Votre corps énergétique fonctionne comme un tout cohérent et vous ne devez pas négliger certaines parties au profit exclusif d'une autre. Soyez patient et persévérant et travaillez en harmonie.

Tout au long du processus, observez les changements que votre pratique induit en vous. Restez détendu et amusez-vous !

N'oubliez pas non plus que la pratique de la méditation est capitale, non seulement pour l'ouverture et l'équilibre des chakras mais également pour votre santé physique et votre éveil spirituel. Utilisez les quelques méditations de base proposées dans ce livre mais ne vous arrêtez pas à cela. Avec un peu de pratique, vous pourrez développer vos propres méditations et vous ne cesserez d'explorer ce monde merveilleux qu'est votre monde intérieur relié au grand Tout.

Enfin, je veux vous remercier d'avoir lu ce modeste ouvrage. S'il vous a plu, n'hésitez pas à laisser un commentaire en ligne.

Namaste

Du même auteur :

- <u>Reprogrammez Votre Subconscient: Techniques De Remodelage Des Croyances Par La Puissance Des Affirmations</u>

- <u>Rituels De Protection: Comment Vous Enraciner, Purifier Votre Aura Et Vous Prémunir Des Vampires Énergétiques</u>